TRAITÉ

THÉORIQUE ET PRATIQUE

DU

CHOLÉRA-MORBUS

OU

RECHERCHES SUR LA NATURE, LE SIÉGE, LES SYMPTOMES
ET LE TRAITEMENT DE CETTE MALADIE, AINSI QUE
SUR LES RÈGLES HYGIÉNIQUES A OBSERVER
POUR SE PRÉSERVER DE L'ÉPIDÉMIE

PAR

N. M. VERDÉ DE LISLE

DOCTEUR EN MÉDECINE DE LA FACULTÉ DE PARIS.

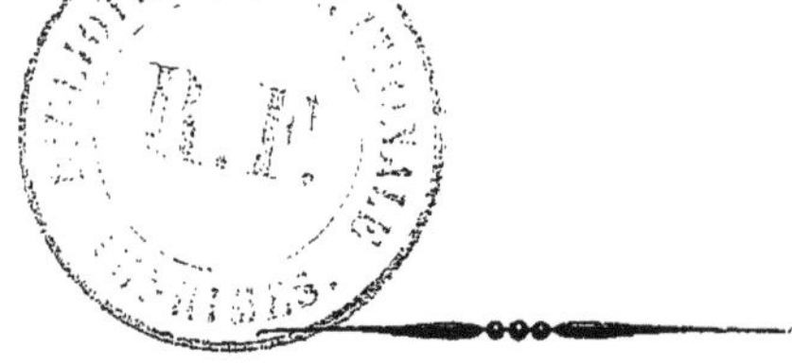

PARIS

CHEZ L'AUTEUR

RUE DU FAUBOURG-MONTMARTRE, 54 BIS.

ET DANS TOUTES LES LIBRAIRIES MÉDICALES

—

1848

TABLE

IMPRIMERIE LANGE LÉVY ET COMP., 16, RUE DU CROISSANT.

INTRODUCTION.

Au moment où le choléra-morbus vient encore nous menacer d'une nouvelle invasion, j'ai cru qu'il était de mon devoir de publier le résultat des recherches que j'ai faites sur cet horrible fléau depuis son apparition en Europe. Les nombreux malades que j'ai été à même de voir dans ma clientèle particulière, dans les hôpitaux de Paris, à Naples, pendant toute la durée de l'épidémie de 1836, ainsi qu'à Châlons-sur-Marne, où j'avais été envoyé par le ministre pour combattre l'épidémie, m'ayant mis à même d'étudier et d'expérimenter les différens traitemens qui ont été employés dans presque tous les pays, j'indique, après les avoir passés en revue, celui qui m'a le mieux réussi.

Dans cette terrible maladie, deux grands problèmes restaient à résoudre : 1^0 celui du *siége* de la maladie ; 2^0 celui de *contagion* ou de *non-contagion.*

Basé sur les effets, sur certains symptômes et sur le résultat des autopsies cadavériques, je crois avoir donné la solution exacte du premier.

Quant au second, les faits que je publie sur la manière dont le choléra fut apporté dans certaines localités, ainsi que les nombreuses observations que j'ai recueillies de personnes qui ont contracté la maladie en donnant des soins ou en restant d'une manière permanente auprès des cholériques, me font ne pas hésiter à résoudre la question de contagion d'une manière *affirmative*. Ce sont particulièrement ces questions qui doivent présenter quelque intérêt.

Quant à l'histoire du choléra, dans laquelle je donne la marche progressive qu'il a suivie dans Paris, afin d'être très exact dans les différentes statistiques je me suis servi des tableaux publiés par la commission nommée à cet effet par le ministre de l'intérieur, ce chiffre étant le résultat du travail fait par les internes des hôpitaux et par les médecins de chaque circonscription de Paris. Convaincu que ce n'est pas l'énorme étendue d'un travail qui lui donne de l'intérêt, mais que, au contraire, en noyant ses idées dans des mots inutiles on fatigue le lecteur et on lui fait souvent abandonner un ouvrage dont le fond l'aurait souvent intéressé, j'ai cherché à être le plus laconique possible et à ne dire que l'indispensable pour bien faire connaître et traiter d'une manière rationnelle le choléra-morbus. Si je n'ai pas atteint le but que je me proposais, j'aurai au moins fait tous mes efforts pour arriver à jeter quelque lumière sur ce terrible fléau.

HISTOIRE

L'histoire du choléra-morbus ayant été publiée dans la plupart des ouvrages qui ont traité de cette maladie, j'ai pensé qu'il était indispensable au complément de cette brochure d'en parler d'une manière abrégée.

Né dans l'Inde, près les bouches marécageuses du Gange, il y concentrait depuis des siècles son existence et ses ravages.

En 1817, pour la première fois, il franchit les limites qui semblaient lui être imposées ; il se montre d'abord à Jessore, à Mallaca, à Java, où sur quatre millions d'habitans il en fait périr quatre cent mille.

En 1818, il passe à Bénarès, à Bornéo, au Bengale, depuis Calcutta jusqu'à Bombay.

En 1819, il arrive aux îles Molucques, à celles de France et de Bourbon, puis, en 1820, dans l'empire des Birmans et dans la Chine, où il s'étend depuis Canton jusqu'à Pékin. Bientôt, s'avançant vers l'ouest et le nord, il vient en Perse en 1821, et de là dans l'Arabie, à Bassora, à Bagdad.

Deux ans après, en 1823, il paraît au pied du Caucase, sur les bords de la mer Caspienne et dans la Sibérie en 1826, vers les régions polaires.

En 1830, il pénètre dans le cœur de la Russie, où de nombreuses victimes signalent sa présence à Pétersbourg et à Moscou.

L'année suivante, il envahit successivement l'Afrique, l'Égypte, l'Europe, la Pologne, la Gallicie, l'Autriche,

la Bohême, la Hongrie, la Prusse ; et, continuant toujours ses effrayans progrès, il traverse la mer, se montre
en Angleterre, d'où, franchissant le détroit, il passe en
France, éclate à Calais (15 mars 1831) et bientôt à Paris, après avoir parcouru dans ce voyage de géant plus
de trois millions de lieues carrées, laissant des vides af-
freux au milieu des populations qu'il a ravagées.

Ce fut le 26 mars que le choléra fit pour la première
fois son apparition à Paris ; quatre personnes furent at-
taquées et moururent en peu d'heures. La première était
un cuisinier du maréchal Lobau ; la deuxième, une petite fille âgée de dix ans ; la troisième, une marchande
ambulante, et la quatrième un marchand d'œufs.

Le 27 six autres malades furent transportés à l'Hôtel-
Dieu.

Le 28 on en comptait vingt-deux, et trois cents dans
les différens quartiers de Paris ; déjà le 31 mars, sur ces
trois cents malades, quatre-vingt-six n'existaient plus.

Le 2 avril le nombre des morts allait à plus de cent
par jour ; le 3 ce nombre montait à deux cents dans les
vingt-quatre heures.

Le 5 il était de trois cents, et chaque jour la quantité
augmentait dans une progression effrayante.

Le 9 plus de douze cents personnes furent atteintes,
et huit cent quatorze périrent. Enfin, dix-huit jours
après l'invasion du fléau (14 avril), on comptait de
douze à treize mille malades et sept mille décès ; l'intensité de l'épidémie était telle, qu'être frappé de la
maladie c'était trop souvent être mort quelques heures
après.

Enfin, à partir du 14 avril le mal s'adoucit, les décès
ce jour-là même diminuèrent de 756 à 651 ; le 30 , il

n'était plus qu'à **114**, et du **17** mai au **17** juin on n'en comptait plus que quinze à vingt par jour.

Déjà les esprits se rassuraient et l'on espérait que le fléau avait épuisé sa rigueur, lorsqu'à la fin de juin et dans les premiers jours de juillet une augmentation assez forte se fit remarquer dans la mortalité, qui remonta et se soutint journellement entre **30** et **45** morts.

Tout-à-coup cette limite est franchie : le 9 juillet **71** personnes succombent, le **13** il en meurt **88**, le lendemain **107**, le **15**, **128**, le **16**, **170**, et enfin le **18** on en comptait **225**. Là s'arrêta cette recrudescence, car le lendemain **19** les décès tombèrent à **130**, la diminution se fit graduellement, et le **28** juillet il n'y avait plus que **25** à **30** morts par jour. Ce fut alors seulement qu'on put considérer le fléau comme apaisé.

La maladie se tint dans cette limite pendant toute la durée d'août et le commencement de septembre. A partir du **8** de ce mois, le nombre des décès se balança entre **10** et **20** par jour ; il varia ensuite entre **1** et **10** du **18** septembre au **1**er octobre ; puis enfin entre **0** et **6**. A cette époque le choléra fut regardé comme éteint, les journaux cessèrent de publier les décès, et la capitale fut enfin débarrassée de ce terrible fléau qui n'avait cessé pendant six mois de désoler ses murs et de décimer sa population.

La durée totale du choléra épidémique dans Paris, si l'on compte par les jours, a été de **189**, ou de **27** semaines, du **26** mars au **30** septembre (d'une équinoxe à l'autre). La période d'augmentation ou d'accroissement a été de **15** jours, et la période de diminution de **62**. La même remarque a été faite dans plusieurs villes du nord de l'Europe, où la maladie a mis également beaucoup plus de temps à diminuer qu'à s'accroître.

Dans les premiers momens de l'invasion, plus des trois cinquièmes des malades périssaient. Sur les vingt-deux premiers, dix-huit succombèrent. Mais à compter du 20 avril la proportion ne fut plus que de la moitié. Au commencement de mai elle formait le tiers (1), et plus tard une fraction moindre encore.

Voici pendant toute la durée de l'épidémie le nombre des victimes que le choléra asiatique a enlevées à la capitale.

1re période. Invasion......	Mars............	90	
	Avril...........	12,733	13,901
	Mai............	812	
	Juin (jusqu'au 15).	226	
		13,901	

2e période. Recrudescence..	Fin juin........	602	
	Juillet.........	2,573	4,501
	Août..........	969	
	Septembre......	357	
		4,501	

TOTAL GÉNÉRAL..... **18,402**

Ce nombre se composait de 9,170 hommes et de 9,232 femmes (2) ; ou, d'après la population générale, dans le rapport de 1 à 42, 70. Si l'on compare les décès de chaque sexe avec sa population respective, on trouve quelque légère différence, elle est pour les hom-

(1) La moyenne des entrées dans les hôpitaux était de soixante-dix à soixante-onze dans les premiers jours de mai, et celle des morts de vingt-sept à vingt-huit.

(2) D'après le recensement de 1831, la population de Paris était de 785,862 âmes, y compris la garnison ; il y avait un excédant de 10,640 femmes.

mes de 1 décès sur **42, 23** (387,608 hommes et 9,170 décès) ; et pour les femmes de 1 décès sur **43, 14** (ou sur 393,254 femmes, 9,232 décès).

Tableau comparatif des décès, soit en ville, dans les hôpitaux civils, ou dans les hôpitaux militaires.

	Hommes.	Femmes.	Total.
1° Habitans de Paris décédés à domicile.	5,123	6,045	11,168
2° Décédés dans les hôpitaux civils.....	2,852	2,552	5,404
3° — dans les hospices civils.....	91	430	521
4° — dans les hôpitaux militaires..	830	7	837
5° — dans les prisons..........	9	10	19
6° — dont le domicile n'a pas été connu..................	265	188	453
	9,170	9,232	18,402

Voici le rapport de la mortalité selon les âges : sur 18,402 décès il y en a eu :

De 1 mois à 5 ans...	1,311	*Report*.........	7,418
De 5 à 10.........	392	De 55 à 60........	1,440
De 10 à 15.........	202	De 60 à 65........	1,527
De 15 à 20.........	377	De 65 à 70.........	1,594
De 20 à 25.........	959	De 70 à 75........	1,288
De 25 à 30.........	1,206	De 75 à 80........	756
De 30 à 35.........	1,423	De 80 à 85........	307
De 35 à 40.........	1,348	De 85 à 90........	58
De 40 à 45.........	1,311	De 90 à 95........	13
De 45 à 50.........	1,416	De 95 à 100.......	1
De 50 à 55.........	1,473		
A reporter.......	7,418	**Total**........	18,402(1)

(1) D'après MM. Gaimard et Girardin, la moindre mortalité aurait été en Russie de trente à trente-cinq ans, la moyenne de trentecinq à quarante-cinq, la plus grande de quarante-cinq à cinquante.

Résumé qui fait connaître en moyenne la durée de la maladie selon les âges :

> De 0 à 5 ans, elle a été de 49 heures.
> De 5 à 10 ans, elle a été de 42 heures.
> De 10 à 15 ans, elle a été de 55 heures.
> Dans les âges compris entre 15 et 60 ans, elle a été de 64 heures.

Examinant ensuite la durée du choléra comme maladie sans distinction d'âge, il résulte que sur un nombre de 4,907 individus on a pu se procurer à cet égard les renseignemens suivans :

204	ont vécu	de une heure à six.
615	—	de six à douze.
392	—	de douze à dix huit.
1,173	—	de dix-huit à vingt-quatre.
823	—	de un jour à deux.
502	—	de deux à trois jours.
382	—	de trois à quatre jours.
240	—	de quatre à cinq jours.
125	—	de cinq à six jours.
79	—	de six à sept jours.
171	—	de sept à huit jours.
35	—	de huit à neuf jours.
36	—	de neuf à dix jours.
111	—	de dix à treize jours.
19	—	de quinze à vingt jours.
4,907		

Une chose digne de remarque, c'est qu'à Paris le choléra asiatique a exercé son action avec beaucoup plus de violence sur les militaires que dans le civil. Cependant les premiers, comme âge et même conditions hygiéniques, étaient plus avantageusement posés que les seconds. A quoi attribuer ce fait? La commission a cherché à l'expliquer par la mauvaise disposition de plusieurs casernes de Paris, qui étaient humides et mal aérées ; des mesures avaient été prises par les autorités militaires pour que les soldats fussent bien couverts, et on avait fait augmenter la nourriture d'une ration de riz et d'une légère distribution de vin. Eh bien, malgré toutes ces précautions, les militaires furent en proportion beaucoup plus flagellés au Val-de-Grace que les malades des hôpitaux civils.

Les troupes en garnison dans le département de la Seine, ainsi que dans la capitale, étaient au moment de l'invasion du choléra au nombre de 28,790 hommes de toutes armes.

Du 26 mars au 1er octobre, la perte dans les différens corps a été :

	Nombre d'hommes.	Décès.	Sur 1,000.
Pour la garnison (1)...........	28,790	743	25,8
Les vétérans................	825	30	36,3
Garde municipale............	1,479	19	13,7
Sapeurs-pompiers...........	604	18	30,0
	31,598	811	25,8

Ainsi, pris en masse et sans distinction des corps et du genre de service qu'ils sont appelés à remplir, les militaires ont été victimes du fléau, tant à Paris que dans le département de la Seine, dans la proportion de 25,8 sur 1,000, tandis que dans le civil la perte n'a été que de 21, 8 sur 1,000.

On est effrayé du nombre de cholériques que nous avons eu en France, dans l'armée surtout, quand on

(1) On a remarqué en général que les régimens de cavalerie avaient beaucoup moins souffert que ceux d'infanterie.

pense qu'à Berlin il n'y a eu que 35 cas seulement sur 12,000 hommes; à Breslau, 36 sur 4,000; à Pétersbourg, dans le quartier de l'amirauté, 58 sur 2,819 ou 2 1/2 sur 100.

A Naples, sur une population de 150,000 habitans, du 2 octobre 1836, jour de l'invasion, jusqu'au 4 décembre, époque à laquelle l'épidémie avait complétement cessé, il y a eu :

Civils, malades	8,378	Guéris.............	3,812
		Morts...........	4,566
Militaires, malades...	294	Guéris.	173
		Morts	121
		TOTAL.....	8,672

On voit d'après ce tableau, contrairement à ce qui a été observé à Paris, que la mortalité a été moindre chez les militaires que dans le civil.

Dans la première épidémie de Naples, qui avait commencé le 21 octobre et ne s'était terminée que le 31 janvier 1833, la classe pauvre qui, comme on le sait, est très nombreuse en ce pays, avait seule été victime du fléau. Dans la seconde invasion, au contraire, la maladie exerça beaucoup de ravages dans la classe aisée de la société; cependant le chiffre total dans les deux invasions n'a pas dépassé 13,380 morts.

Palerme, proportion gardée, est la ville d'Europe qui a le plus souffert du fléau, puisque sur une population de 160,000 âmes, dont le tiers environ avait émigré, le nombre total des victimes est évalué à 25 ou 26,000.

Je vais donner le tableau de la mortalité que j'ai recueilli depuis le 7 juin jusqu'au 25 juillet 1837. Il faut ajouter aux causes de cette effrayante mortalité, outre la misère de la population, le manque complet des secours de l'art, plus d'un grand tiers ayant succombé sans avoir eu la visite d'un médecin.

Date.	Nombre des morts.	Date.	Nombre des morts.
7 juin 1837........	2	17 juillet............	2
15................	1	8................	1,746
19......	6	9................	1,790
20................	7	10................	1,804
21................	13	11................	1,741
22................	15	12................	1,758
23................	28	13................	1,535
24................	19	14................	684
25................	47	15................	976
26................	46	16................	631
27................	59	17................	402
28...	91	18................	422
29................	135	19................	321
30................	326	20................	222
1er juillet..........	386	21................	159
2................	603	22................	264
3................	980	23................	186
4................	931	24................	132
5................	1,112	25................	60
6................	1,638	26................	98
7................	1,803		
A reporter...	20,893	Total......	23,179

A partir du 20 juillet, tous les cimetières étant combles, les cadavres furent brûlés derrière le mont Pellegrino.

CAUSES PRÉDISPOSANTES INDIVIDUELLES.

Les causes prédisposantes individuelles peuvent être divisées et deux catégories.

Nous placerons dans la première celles qui dépendent de la constitution, du régime et des habitudes du sujet ; et nous rangerons dans la seconde les causes qui sont attachées aux professions et au milieu dans lequel les individus qui les exercent sont appelés à vivre.

Les causes prédisposantes de la première catégorie sont :

1^0 Les affections chroniques, contre lesquelles un traitement ou un régime débilitant a été employé ; les maladies hypochondriaques et chlorétiques (1).

2^0 L'abus et même l'usage journalier du kirsch, de l'absinthe, de l'eau-de-vie, enfin de toute boisson alcoolique un peu forte.

3^0 La débilité par une mauvaise nourriture ou une insuffisante alimentation.

4^0 Les écarts de régime en alimens et en boisson.

5^0 L'épuisement par l'abus des plaisirs vénériens.

Enfin, la colère, la peur, les chagrins inattendus et toutes les vives émotions de l'âme sont autant de causes prédisposantes individuelles.

---

(1) Une observation digne de remarque, qui a été faite par la commission des médecins envoyés en Pologne, c'est que les blessés, ceux surtout dont les plaies étaient en suppuration, n'ont jamais été atteints par le choléra.

Les causes prédisposantes de la seconde catégorie étant inhérentes aux professions, nous ne pourrons pas les spécifier en particulier, et nous étendre pour signaler le vice de chacune d'elles; nous dirons seulement, en thèse générale, que les professions qui forcent ceux qui les exercent à vivre dans un air vicié, chargé d'émanations végétales et animales en putréfaction, celles qui nécessitent l'épuisement des forces ou les veilles, doivent être rangées dans la seconde catégorie (1).

(1) Ce n'est que par la contagion qu'on peut se rendre compte de la proportion effrayante de cholériques qui a existé parmi les maîtres d'hôtel garni de Paris, la profession par elle-même ne présentant pas de causes prédisposantes. Les voyageurs qui arrivaient déjà malades ou ceux qui étaient attaqués par le choléra pendant leur séjour à l'hôtel* devenaient pour les propriétaires la cause principale d'infection.

* Il existait à Paris au moment de l'invasion du choléra 3,171 maisons garnies et hôtels de toutes classes. Leur population moyenne, qui est en général de 35 à 40,000, avait été réduite à cause de l'émigration à 32,430; sur ce nombre 2,342, ou un quatorzième, ont été attaqués de la maladie, et 1,033 ont succombé.

RECHERCHES SUR LE SIÉGE DU CHOLÉRA.

Toutes les recherches pour découvrir le siége du choléra avaient été jusqu'à ce jour infructueuses. En vain on ouvrait les cadavres, on interrogeait tous les organes pour chercher à dérober le secret du terrible fléau, l'étude la plus exacte et les recherches les plus minutieuses n'avaient pu jusqu'à présent faire découvrir l'organe primitivement frappé dont la lésion avait dû entraîner la mort. La cause, ainsi que la nature de la maladie, en était donc restée inconnue. Toutes les conjectures, tous les systèmes furent successivement admis et rejetés. En agissant ainsi, l'art avouait son impuissance, et on en était réduit aux hypothèses. Basant une théorie sur l'organe dont la lésion pouvait entraîner la mort dans le plus bref délai, quelques praticiens pensèrent que le siége de la maladie devait être dans la moelle épinière. Parmi ces médecins, nous citerons M. le docteur Masson, qui a exprimé cette opinion dans un mémoire fort intéressant, qu'il a publié à la société de médecine pratique de Paris. Il appuyait particulièrement ses argumens sur l'excessive sensibilité de cette région et sur l'épanchement de sérosité qui se trouve constamment dans les autopsies entre la moelle épinière et ses membranes, et même quelquefois sur un léger ramollissement de cette région.

Broussais, qui, dès le début de l'épidémie, professa et publia dans les journaux une doctrine sur la nature et le siége de la maladie, se guidant plutôt sans doute sur quelques symptômes que sur les lésions pathologiques, avait déclaré que le siége principal de la maladie devait être les voies digestives. En effet, les nombreuses évacuations alvines, les vomissemens, les douleurs gastro-intestinales pouvaient jusqu'à un certain point en imposer et donner lieu à cette supposition ; mais il était assez difficile de s'expliquer comment une inflammation, si intense qu'elle fût, pouvait déterminer la mort du sujet dans l'espace de quelques heures. D'ailleurs, les autopsies ne venaient-elles pas combattre d'une manière palpable et détruire cette opinion? C'est ce qui arriva, mais malheureusement un peu tard, car Broussais avait eu déjà le temps de faire des prosélytes.

D'autres physiologistes, se basant sur l'épanchement trouvé dans les ventricules du cerveau, avancèrent que cet organe devait être le siége principal de la maladie. Cette doctrine fut aussitôt détruite que combattue, car cet épanchement, qui s'est fait sans que le malade ait éprouvé la moindre céphalalgie et sans qu'aucun symptôme n'ait indiqué la plus légère inflammation, ne pouvait pas être produit par un état pathologique de cet organe. Le sang, qui gorge les vaisseaux du cerveau, ne ressemble d'ailleurs en rien à celui qu'on trouve chez les sujets qui ont succombé à une inflammation du cerveau ou de ses membranes. Noir, épais et visqueux dans le premier cas, il est d'un rouge vermeil dans le second.

Enfin une opinion qui fut plus généralement admise était que l'atmosphère cholérique exerçait d'abord son effet sur le système nerveux et que consécutivement cet effet se communiquait au système de la circulation. Ces médecins étaient sur ce point conséquens avec la théorie physiologique, qui ne permet pas au système de la circulation d'agir sans l'influence du système nerveux. Cette théorie avait déjà quelque chose de plus rationnel et s'approchait davantage de la vérité ; seulement il était assez difficile de s'expliquer le genre de lésion, et quelle partie du système nerveux l'atmosphère cholérique devait attaquer, et quel effet consécutif enfin ce système pouvait exercer sur la circulation.

Tous les praticiens qui ont traité du choléra sont en général restés d'accord sur un point : c'est que les épidémies cholériques étaient apportées par un principe spécial et mortifère contenu dans l'air atmosphérique, principe auquel ils ont donné le nom d'*atmosphère cholérique.* Quelle est la constitution et le principe de cet air? c'est ce qui jusqu'à ce jour a échappé aux analyses les plus minutieuses ; quel est son mode d'absorption? comment ce principe délétère exerce-t-il son action et ses ravages? et enfin quelle est la partie de notre organisme qui est spécialement affectée? Ce sont ces questions que nous allons chercher à résoudre et qui ont été le but principal de nos investigations. Après avoir mis tous les soins et la conscience qu'il faut pour arriver à la vérité, nous allons exposer notre opinion, que nous basons sur les phénomènes qui se passent pendant tout le cours de la maladie, et que nous appuyons sur le résultat des autopsies cadavériques.

LE SYSTÈME CIRCULATOIRE

EST LE SIÈGE DU CHOLÉRA.

Je pense que l'effet du principe délétère atmosphérique, auquel les physiologistes ont donné le nom
d'*atmosphère cholérique*, agit directement sur les
voies respiratoires, et qu'il fait éprouver au sang pulmonaire exactement le même résultat qui se passe dans
le lait lorsqu'on y verse quelques gouttes d'acide, c'est-
à-dire qu'il le *coagule*, chaque aspiration détermine
ainsi graduellement la coagulation du sang contenue
dans les poumons; sa partie séreuse est portée dans
l'estomac et les intestins, d'où il se trouve expulsé par
les vomissemens et les évacuations alvines (1), tandis
que sa partie fibrineuse, unie à la matière colorante,
coule avec peine et stase dans les vaisseaux artériels et
veineux (2).

(1) C'est cette partie qui constitue les selles aqueuses blanchâtres
que rendent les cholériques. Ce liquide soumis à l'analyse chimique
m'a présenté les mêmes principes que le *sérum du sang*, plus quelques parcelles de matières fibrineuses. C'est ainsi qu'on peut également expliquer la formation de la sérosité qui se trouve entre la
moelle épinière et ses membranes, celle du cerveau et de ses membranes, de la plèvre et du péricarde; ces liquides n'ayant pu être
expulsés par les vomissemens ni par les évacuations alvines, puis-
qu'ils se trouvaient contenus dans des cavités.

Il est évident que tous ces épanchemens identiques ne pouvaient
être la conséquence d'inflammations, puisque les malades n'en
avaient éprouvé aucun symptôme et que les organes n'en présen-
taient aucune trace, et qu'enfin les épanchemens qui résultent des
inflammations ne sont pas à beaucoup près aussi abondans.

(2) Cette matière fibrineuse et colorante ne s'imprégnant plus de
l'oxygène atmosphérique, conserve alors cette teinte noirâtre qu'on
lui retrouve dans les autopsies; c'est la stase de cette partie du sang

2

C'est en vain que le cœur épuise ses efforts contractiles pour chasser ce sang décomposé, la matière coagulée a déjà oblitéré les vaisseaux capillaires veineux et artériels, et c'est à peine si les pulsations de l'artère radiale se font encore sentir d'une manière filiforme.

La cessation de la circulation capillaire a complétement fait perdre à la peau sa contractilité vitale, elle est devenue cadavéreuse. Ce phénomène est un symptôme qui appartient exclusivement au choléra.

La suppression de toutes les sécrétions (*urinaires, salivaires, nasales* et *lacrymales*) est également parfaitement expliquée par le phénomène de la décomposition du sang.

La perte instantanée du calorique de la peau, des extrémités, de la langue et de la respiration (1) est également la conséquence de la décomposition du sang, puisque c'est exclusivement à la circulation qu'est dû le développement du calorique animal.

En examinant maintenant si c'est secondairement au système nerveux que la circulation est frappée, nous verrons que le système nerveux est passif et que le sang est le siége principal et primitif qui se trouve affecté. En effet, si le système nerveux était le moteur de la décomposition du sang, le temps émis pour cette décomposition serait beaucoup plus prompt,

dans les ramifications capillaires veineuses et artérielles qui imprime à la peau cette coloration en bleu violacé qu'on observe aux extrémités, aux lèvres, au nez et aux pommettes des cholériques dans la période *cyanique*; cette période est le prélude de la cessation générale de la circulation.

(1) La région épigastrique, le bas ventre et la partie antérieure du thorax sont les points où le calorique vital se conserve le plus longtemps.

car dans ce cas elle devrait s'opérer d'une manière générale et immédiate, de même que dans l'empoisonnement
par l'acide prussique : la mort serait instantanée, tandis
que l'on voit constamment la diarrhée cholérique, qui est
le premier signe de la décomposition du sang, avoir lieu
douze et vingt-quatre heures d'avance, et l'on concevra
facilement, d'après cette théorie, que chez les individus
dont le sang est dejà appauvri, soit par suite d'une longue maladie, d'un mauvais régime alimentaire, ou par
l'abus des boissons alcooliques (1), la décomposition
étant plus facile à s'opérer, les effets du choléra devront
être beaucoup plus prompts et agir pour ainsi dire d'une
manière foudroyante. C'est en effet ce qui a été observé
chez la plus part de ces sujets, sur lesquels le choléra, qui
se terminait toujours d'une manière funeste, avait parcouru toutes ses périodes dans l'espace de quelques
heures.

(1) J'ai remarqué dans toutes les saignées que j'ai pratiquées
aux personnes qui se trouvaient dans ces conditions que le sang se
décomposait au fur et à mesure qu'il sortait de la veine ; ce qui est
facile à constater en dirigeant le jet de la saignée sur les parois de la
cuvette : on voit très bien et sans le secours d'instrumens que la
partie fibrineuse se trouve toute séparée de la partie séreuse ; ce
sang ne forme plus un liquide homogène comme celui qu'on tire
aux individus sains et d'un tempérament sanguin ; chez ces derniers
la partie séreuse, qui est beaucoup moins abondante, ne se sépare
de la matière fibrineuse que lorsque le sang est entièrement re-
froidi ; la couleur de ce liquide est également bien différente, d'un
brun noir chez les individus dont le sang est pauvre ; il est d'un
rouge presque vermeil chez les sujets d'une bonne santé et d'un
tempérament sanguin. Un argument en faveur de l'action directe de
l'atmosphère cholérique sur le système sanguin, c'est que si vous
pratiquez à un cholérique, quelques heures même après l'invasion
de la maladie, une saignée du bras, le sang peut à peine couler de
la veine, il est épais, noir et visqueux et a déjà acquis en un mot le
caractère spécial à la maladie.

RECHERCHES SUR LA NATURE

ET LE MODE D'ACTION DE L'ATMOSPHÈRE CHOLÉRIQUE.

Le but que le praticien doit se proposer pour arriver à traiter d'une matière rationnelle le choléra, c'est
de détruire dans le sang le principe délétère absorbé,
et d'arrêter la décomposition de ce fluide ; on ne peut
arriver à ce résultat qu'en se rendant un compte exact
de la nature du principe qui constitue *l'atmosphère
cholérique*; les expériences chimiques qui ont été faites jusqu'à ce jour pour arriver à ce résultat, soit qu'elles
aient été inexactes, ou que les moyens d'investigation
aient manqué, n'ont pu constater dans l'air aucun
autre principe que ceux contenus habituellement dans
l'atmosphère. Cependant ce principe spécial est consta-
té d'une manière physique par la marche et la distance
parcourue par l'épidémie, marche tellement régulière
que les médecins ont pu annoncer et préciser l'époque de l'arrivée de la maladie dans telle ou telle loca-
lité. Ce fait seul doit suffire pour convaincre qu'un principe spécial doit exister ; jusqu'à ce que la nature de ce
principe ait été découvert, ce n'est que par l'action con-
nue de certaines préparations chimiques sur ce sang
qu'une théorie pourra par analogie nous démontrer de
quelle nature peut être le principe délétère cholérique.
Si nous examinons les résultats déterminés sur le sang
chez les individus asphyxiés par la vapeur du charbon et
ainsi que sur ceux empoisonnés par l'acide prussique,
nous verrons, en les comparant à ceux exercés sur ce

fluide par l'atmosphère cholérique, l'analogie qui existe entre leur nature, leur couleur et leur consistance, et nous arriverons alors, d'après les symptômes et le mode d'action exercé par ces poisons sur le sang, à déduire comparativement que le principe cholérique est d'une nature acide. Quel serait dans ce cas le meilleur traitement et même le seul antidote? Ce devrait être l'emploi des alcalis, qui, en neutralisant la cause du mal, devraient nécessairement en arrêter les progrès.

C'est, basé sur cette théorie, que dans la première période je fais prendre dans la potion que je prescris une certaine quantité de sous-carbonate de potasse, que je fais pratiquer sur la région du cœur des frictions avec un liniment ammoniacal, que je conseille les légères aspirations d'ammoniaque liquide, et que je m'abstiens de l'emploi de tout acide. Ce traitement m'ayant toujours bien réussi est encore venu corroborer l'opinion que j'avais préconçue sur la nature de l'atmosphère cholérique (1).

(1) *Romazzini* (Bernard), professeur de médecine à Palerme en 1700 et à Venise en 1708, où il occupa avec succès pendant assez long-temps la chaire de médecine pratique, avait adopté une doctrine chimique. Il reconnaissait deux causes comme base des maladies dominantes, savoir : 1° *la coagulation du sang opérée par les acides;* 2° *sa dissolution produite par les alcalis.*

Il appuyait cette théorie sur des expériences relatives à l'infusion.

HYGIÈNE.

La frayeur est le sentiment naturel que fait éprouver aux populations l'annonce de l'approche d'une épidémie (1); chaque individu ne cherche, ne pense plus

(1) Voici une observation bien susceptible de prouver l'influence
du moral sur le physique. On était dans les premiers jours du début
de l'épidémie cholérique à Paris; les journaux publiaient chaque
matin des articles sur ce fléau, décrivant sa marche, le nombre des
cas nouveaux, celui des victimes et enfin la description des symptômes. M. Mira, qui était alors attaché à la direction de l'Académie
nationale de Musique, occupait dans cet établissement un appartement situé dans les meilleures conditions hygiéniques; il vint en
mettant beaucoup d'empressement me chercher pour sa femme qui
venait, disait-il, d'être prise subitement du choléra, au moment
même où il était en train de lui lire, dans le *Journal des Débats*, la
description de l'épidémie. Lorsque nous arrivâmes, la malade, qui
était jeune et d'un tempérament nerveux, était dans un état d'anxiété
indicible; elle venait d'éprouver un vomissement, et croyait ressentir
dans les intestins et dans les mollets exactement les mêmes symptômes que ceux dont M. Mira venait de lui lire la description. La fi-
gure pâle, la peau chaude et le pouls accéléré suffirent de suite pour
me démontrer que je n'avais pas affaire à un cas de choléra, mais
bien à une affection nerveuse; ayant examiné les matières vomies,
je vis qu'elles étaient exclusivement composées de légères matières
alimentaires, et j'augurai, la malade ayant pris fort peu de chose à
son déjeuner, que le vomissement n'avait été que la conséquence de
l'influence exercée par le plexus nerveux sur l'épigastre. Je m'em-
pressai de démontrer à la malade, et même de lui prouver théorique-
ment que tout ce qu'elle venait d'éprouver n'était que le résultat de
l'action morale sur le physique, qui avait déterminé chez elle une
surexcitation nerveuse. Elle comprit parfaitement les raisonnemens
que je lui fis, et je lui conseillai une potion anti-spasmodique, à
prendre une cuillerée à bouche toutes les heures, ainsi qu'une tasse
d'infusion de fleurs de tilleul et de feuilles d'oranger. Lorsque je re-
tournai lui faire une seconde visite, sur les six heures, je la trouvai à
table, complétement rassurée, ayant déjà commencé un potage dont
elle me dit qu'elle avait éprouvé l'indispensable besoin.

qu'à une chose, c'est au moyen qu'il pourra employer pour mettre sa personne en dehors et se préserver du fléau. La première idée qui arrive naturellement est celle de fuir le lieu menacé ; ceux auxquels la fortune permet ce moyen ne tardent pas à le mettre à exécution, mais malheureusement ces privilégiés forment la minime partie de la population, et le grand reste, forcé par ses occupations de conserver la place, d'attendre l'ennemi qui doit se présenter en face, est déjà sous une émotion défavorable lorsque la maladie arrive ; obligé de se soumettre, le moyen le plus sage est de ne pas se préoccuper de la maladie ; malheureusement les journaux viennent chaque matin éveiller l'attention sur ce sujet, en publiant sa marche, sa progression et la quantité de victimes que l'épidémie fait tous les jours. Je sais et pense bien qu'il faut une certaine volonté pour passer outre ; mais, ce point étant essentiel, il faudra employer tous les moyens qu'on jugera convenable pour arriver à ce résultat ; les occupations physiques et morales sont en général la meilleure manière de déplacer les idées. En agissant ainsi on se placera déjà dans de bonnes conditions hygiéniques, car une excellente disposition d'esprit est une chose très avantageuse, tandis qu'en s'abandonnant à une terreur continuelle on se prédispose réellement et on se place dans les plus mauvaises conditions dans le cas où la maladie viendrait à vous attaquer. Maintenant, comme mesure de précautions, voici les règles hygiéniques à observer.

Il faudra :

1⁰ Observer un bon régime alimentaire, composé de

viandes rôties peu cuites et même saignantes (1), de bons poissons frais et de légumes cuits.

2⁰ S'abstenir de viandes peu faites, comme le veau et l'agneau, de toute espèce de charcuterie et de salaisons, de fruits, de salades et de toute crudité.

3⁰ Se priver complétement de kirch, d'absinthe, eau-de-vie, rhum, et enfin de toutes liqueurs fortes.

L'usage de bons vins, et même de champagne, pris sans abus, sont des toniques qui doivent être considérés comme favorables. L'eau de Seltz prise au repas étant un digestif et un divisant, est un bon moyen prophilac-tique.

4⁰ On devra se loger dans un appartement sec et bien aéré, dont on renouvellera l'air matin et soir ; on observera que ce logement ne soit pas situé dans le voisinage de marais (2), d'eaux stagnantes ou de dépôt de

(1) C'est à l'usage d'un régime alimentaire plus substantiel que le nôtre, que l'Angleterre doit de n'avoir pas payé au choléra un tribut aussi considérable que la France. La grande consommation de viandes rôties que fait la population anglaise leur fait un sang plus riche en fibrine et par conséquent moins susceptible de décomposition, l'habitude du thé qu'ils prennent en assez grande abondance peut aussi bien avoir été pour eux un moyen préservatif.

(2) Un fait presque constant, c'est que les épidémies cholériques débutent le plus souvent dans les villes par les rues basses avoisinant les rivières. Ainsi en Pologne on a vu souvent deux bataillons, l'un bivouaquant sur une hauteur n'avoir pas un seul cholérique, et l'autre campé dans un bas-fond, au bord d'une rivière ou auprès d'un marais en avait un très grand nombre. Souvent, disent les membres de la commission, on coupait court à l'épidémie en les faisant changer de position. J'ai moi-même pu apprécier la justesse de cette observation dans l'épidémie cholérique de Châlons-sur-Marne ; c'est dans le faubourg de Marne, qui réunit les plus mauvaises conditions

matières végétales ou animales en putréfaction capables d'exhaler de mauvaises odeurs.

5⁰ On évitera les grandes réunions, comme les bals, les concerts, les spectacles, les clubs, en un mot tous les endroits où l'agglomération d'une trop grande quantité d'individus doit vicier l'air et le priver de la suffisante quantité d'oxygène indispensable à la respiration (1).

A moins d'une nécessité absolue, on ne devra pas prolonger ses visites auprès des personnes affectées de l'épidémie.

6⁰ On se couvrira selon la saison de manière à éviter les transitions de chaud et de froid. L'usage de la flanelle est une excellente mesure.

7⁰ On s'abstiendra de bains froids pendant toute la durée de l'épidémie.

8⁰ Il faut également, autant que possible, éviter de passer les nuits et même de prolonger les veilles.

hygiéniques que débuta la maladie; outre la malpropreté de l'intérieur des chaumières, chaque paysan avait devant sa porte un cloaque d'eau stagnante ou un tas de fumier pourri.

(1) Ce qui a été observé à Breslau prouve l'avantage qu'il y a d'éviter l'agglomération des sujets; lorsque l'épidémie se déclara dans cette ville qui possède 90,000 ames, on se hâta de faire distribuer aux classes pauvres des vêtemens, du bois, de bons alimens, d'assainir leurs habitations, de diviser les familles trop nombreuses entassées dans des chambres étroites, et l'on parvint à l'aide de ces moyens, sinon à éteindre en entier, du moins à diminuer promptement les ravages de l'épidémie. Une observation également digne de remarque, c'est que les colonies allemandes établies en Galicie dûrent aux habitudes de régime et de propreté qui les distinguent de la population slave, d'être restées intactes au milieu des villages polonais infectés.

9⁰ **On** ne devra pas faire d'exercices violens ni trop épuiser ses forces par un travail pénible et fatigant.

10⁰ On doit plusieurs fois par jour (et même avec permanence, si cela est possible) aérer les cuisines, de manière à éviter les exhalaisons de vapeurs de charbon, dont l'effet agit sur le sang d'une manière analogue au choléra.

11⁰ **Enfin** toutes les causes pouvant déterminer de vives émotions et toute espèce d'écarts de régime de vront être évitées pendant le temps que durera l'épidémie.

En observant exactement ces conditions hygiéniques, on sera presque certain de ne pas être atteint par le fléau ; car il ressort de l'examen du tableau de la mortalité déterminée par le choléra d'après la classification des professions que la maladie paraît avoir sévi avec beaucoup moins de rigueur sur les individus auxquels elles permettaient de se bien nourrir et de se garantir des intempéries de l'air, ou dont la position sociale n'excluait pas une certaine aisance, ou enfin chez ceux qui trouvaient dans un art ou un métier quelconque des moyens suffisans d'existence.

SYMPTOMES.

Première période. — L'invasion du choléra se manifeste le plus ordinairement par une prostration su-
bite et générale des forces, une pesanteur de tête, un
sentiment d'oppression, une gêne et quelquefois même
une douleur dans la région du cœur ; bientôt des douleurs plus ou moins vives surviennent dans la région
gastro - intestinale. Ces douleurs présentent quelque
analogie avec celles que font éprouver les indigestions.
Alors commencent les premières évacuations alvines ;
elles sont spéciales et composées d'un liquide séreux,
blanchâtre, contenant en suspension de petites pelli-
cules de la même couleur (1). Ce liquide est rejeté
par l'anus avec force et comme par un mouvement
spasmodique semblable à un jet de seringue (2). Chaque évacuation est accompagnée de douleurs dans les
intestins, de ténesme dans le rectum et d'une espèce

(1) Quelquefois ces évacuations sont sero-sanguinolentes; elles
contiennent assez souvent une quantité plus ou moins grande de
vers (lombrics, trico-céphales et ascarides). C'est particulièrement à
Naples, avec MM. les docteurs Vulpès, Benedetto, et Romaglio, que
nous avons, à l'hôpital de la Consolation, rencontré cette complica-
tion d'une manière presque générale. J'attribue la fréquence de
ces vers chez le peuple Napolitain à l'habitude des fruits, des pas-
tecs et à l'usage d'une nourriture presque exclusivement végétale.

(2) Lorsque les évacuations alvines sero-muqueuses sont très fréquentes et abondantes et sans vomissemens, le choléra peut être
regardé comme des plus graves et le malade meurt presque constamment dans la période algide.

d'étranglement dans l'épigastre et dans les hypochon-
dres. La prostration et l'abattement dans lequel les
malades se trouvent ne leur permet de rester que fort
peu de minutes sur le siége.

Les muscles droits de l'abdomen sont contractés ;
ils exercent sur les intestins une espèce de compression
et forment dans la région diaphragmatique une assez
forte concavité. En appliquant l'oreille dans toute l'é-
tendue de la partie gastro-intestinale, on entend des
borborygmes et on sent un mouvement permanent dans
les intestins.

Les évacuations alvines ne précèdent les vomissemens (ce dernier symptôme cependant n'est pas constant) que de très peu de temps ; ils sont composés d'a-
bord des dernières substances introduites dans l'estomac, puis d'un liquide séro-albumineux ayant beaucoup
d'analogie avec les déjections alvines.

La sécrétion des urines est déjà sensiblement diminuée ; elle est même quelquefois complétement nulle, et
une douleur sourde se fait sentir dans la région des
reins.

Le malade n'a pas de fièvre ; cependant on remarque
dans la première heure une espèce de perturbation
et de fréquence dans le pouls ; bientôt, lorsqu'arrive la
diminution notable dans l'action des battemens artériels, les pulsations sont plus lentes, plus petites, et le
pouls se laisse très facilement comprimer.

Un changement notable se fait remarquer dans la
voix, elle perd sa force, sa sonorité ou même s'éteint
complétement ; cette progression est en rapport avec la
fréquence des évacuations alvines.

Une décomposition très prompte s'opère dans la face,
la peau devient d'un jaune livide, les narines se resser-
rent en perdant une partie de leur épaisseur , les yeux
s'enfoncent dans l'orbite d'une manière évidente , et
laissent souvent excréter vers le point lacrymal un liquide blanchâtre qui s'attache aux cils, devient bientôt
consistant et prend une teinte légèrement jaune ; les
paupières deviennent d'une teinte plombée , la supé-
rieure qui paraît être diminuée d'épaisseur dessine le
globe oculaire et forme un pli qui rentre dans l'orbite ;
tous ces changemens, qui ont lieu dans l'espace de quelques heures, donnent aux cholériques un faciès spécial
ou *sui generis.*

La peau de toute la périphérie du corps, mais particulièrement celle des extrémités devient froide, elle
prend une teinte jaune plombée, s'humecte d'une sueur
froide et visqueuse, et commence à perdre sa sensibilité
ainsi que son élasticité, en la comprimant entre les deux
doigts dans un point ; elle conserve pendant quelques
secondes le pli qu'on lui a imprimé (1).

Les malades se plaignent d'un froid général et particulièrement encore aux extrémités; ils ne peuvent,
quand ils en ont la force, conserver cinq minutes de
suite la même position, les jambes fléchies sur les cuisses et les cuisses sur le bassin ; ils sont constamment en
mouvement et restent plus facilement et plus longtemps couchés sur le côté droit que sur le côté gau-

(1) Ce **caractère,** qui, jusqu'à présent n'avait jamais été observé
que sur les cadavres, est pour ainsi dire le signe pathognomonique
du choléra, ce phénomène n'ayant lieu dans aucune autre maladie.

che. Chaque fois qu'ils se remuent ils laissent échapper un cri dont le son serait aigu si la voix n'avait déjà perdu sa sonorité.

Les crampes arrivent ordinairement après les premières évacuations. C'est un des symptômes qui fait le plus souffrir les cholériques (1).

La bouche manque de salive, l'haleine devient froide et les malades entendent un bruissement constant dans les oreilles.

La sensibilité de la peau devient nulle ; les sinapismes, les vésicatoires ne sont pas sentis.

La durée de la première période varie depuis trois jusqu'à vingt-quatre heures, selon l'époque de l'épidémie (2), la constitution et la prédisposition des sujets.

Deuxième période (*ou période Algide.*) — On voit quelquefois la deuxième période survenir presqu'en même temps que la première (cette circonstance est une des plus défavorables et peut faire pronostiquer une terminaison funeste); mais, dans le plus grand nombre de cas, elle n'a lieu que plusieurs heures après l'invasion. Dans cette période, les malades sont pris d'une soif ardente, ils désirent des boissons froides et acides; mais à peine ces liquides sont-ils introduits dans l'estomac qu'ils en sont immédiatement expulsés par un vomissement qui a lieu sans efforts.

(1) Ce symptôme, qui a été presque constant dans l'épidémie de France, a été beaucoup plus rare chez les Napolitains.

(2) Dans le début de l'épidémie, la coagulation du sang se faisait d'une manière tellement prompte, que j'ai vu des cholériques qu'on venait de faire transporter à l'hôpital, au moment même de l'invasion, mourir sous le péristyle de l'Hôtel-Dieu pendant le peu de temps qu'on avait mis à prendre leur billet d'entrée.

Il y a diminution d'énergie et même cessation complète des mouvemens péristaltiques des intestins.

Les évacuations alvines sont devenues beaucoup moins fréquentes, moins abondantes, et même quelquefois ont complétement cessé.

L'abattement est encore plus grand, le malade paraît tomber dans une somnolence profonde, il a plus de peine à entendre et à répondre aux questions qui lui sont faites ; le goût et l'odorat se perdent entièrement ; en un mot tous les sens subissent en même temps une grande altération ; l'haleine est complètement froide ; la peau a également perdu tout son colorique ; sa couleur, de jaune livide qu'elle était, prend aux extrémitées et à la face une teinte bleu-violacée (cyanose).

Les yeux sont encore plus enfoncés dans l'orbite et à demi fermés, la cornée transparente paraît se dessécher et l'on voit des ecchymoses se former sur la sclérotique ; l'agglomération de vaisseaux qui les constituent ne sont ni tendus ni gonflés, ils présentent exactement l'apparence qu'ont ces sortes d'ecchymoses sur les cadavres. Quelques spasmes qu'on peut facilement observer dans les muscles de la face déterminent en moins d'une heure un changement qui donne à tous les malades une similitude extraordinaire ; la bouche est toujours plus ou moins entr'ouverte, les sons de la voix ont beaucoup de peine à se faire entendre, souvent ils sont tremblés. A l'auscultation la poitrine présente les phénomènes suivans : la respiration est courte et ne se fait qu'en partie, l'air ne pénètre pas dans toute l'étendue des poumons, certains malades éprouvent une telle gêne dans la respiration qu'ils cherchent à la retenir et n'ont pas l'apparence de respirer.

Les battemens du cœur qui sont également douloureux sont de 35 à 45 par minute, ils sont très sourds,
et on a quelquefois beaucoup de peine à les entendre ;
les douleurs de cette région sont chez certains malades tellement aiguës, qu'ils les comparent à des crampes ou à un tenaillement continuel.

Le pouls subit la conséquence de ce phénomène : d'a-
bord lent, petit, se laissant facilement déprimer, il devient bientôt tout à fait filiforme et au bout de quelques heures cesse complétement de se faire sentir dans
la région radiale.

Cet état peut durer de douze à vingt-quatre heures et
quelquefois moins longtemps encore. Alors, quand la
maladie doit se terminer d'une manière heureuse, on
voit changer les symptômes et arriver la troisième période.

Troisième période, ou période de réaction. —Cette
période, à laquelle on a donné le nom de période de
réaction, se manifeste d'abord par une douce chaleur
qui se fait graduellement sentir dans la région épigastrique, à la partie antérieure du thorax, et gagne successivement la face et les autres parties du corps ; le
pouls, plus sensible, reprend de la fréquence, mais il
reste irrégulier ; le visage se colore et l'on voit peu à
peu disparaître les plaques cyanosées. Les larmes commencent à se sécréter et à mouiller la cornée, ainsi que
le sclérotique. Il existe bien encore sur cette partie quelques ecchymoses, mais elles commencent à changer de
nature, c'est-à-dire qu'en les examinant à la loupe on
voit évidemment que les vaisseaux qui les constituent
sont beaucoup plus distendus que dans la période algide.

Après douze ou vingt-quatre heures, la peau, de sèche quelle était, est devenue légèrement moite; elle a commencé à reprendre sa teinte habituelle.

La respiration qui a plus d'extension se régularise et se fait sans douleur.

La région du cœur est encore sensible; à l'auscultation, les battemens de cet organe sont bien perçus, mais ils sont encore irréguliers et parfois un peu fréquens.

S'il survient parfois des vomissemens, les matières rendues ont changé de nature, elles sont devenues bilieuses.

La sécrétion salivaire commence à se faire, et l'haleine a retrouvé son calorique.

Tous les sens et toutes les fonctions se rétablissent d'heure en heure.

La sécrétion a recommencé à se faire; les malades éprouvent quelquefois des envies d'uriner qu'ils ne peuvent satisfaire et qui nécessitent alors l'emploi de la sonde. Les urines ainsi extraites sont peu abondantes et très chargées en matières salines.

Une transpiration plus ou moins forte s'établit; alors les malades ne tardent pas à entrer en convalescence.

Souvent cette période présente plusieurs phénomènes particuliers; j'ai quelquefois vu une fièvre intermittente succéder au choléra; mais la crise la plus ordinaire est une transpiration abondante.

La durée du choléra varie selon l'époque de l'épidémie; dans le début, les malades étaient souvent enlevés dans l'espace de quatre, cinq ou six heures; le plus ordinairement, la durée de la maladie est de dix-huit à trente-six heures; mais, dans ce cas la diarrhée a toujours précédé la maladie de douze à vingt-quatre heures (1).

(1) La fièvre intermittente dont certaines causes déterminante paraissent avoir de l'analogie avec celles du choléra (comme le voisinage des eaux stagnantes et des marais, l'habitation dans des lieux humides et mal aérés, etc.) paraît également quelquefois se lier d'une manière symphatique avec cette maladie. Ainsi, j'ai souvent vu à Châlons-sur-Marne des fièvres intermittentes arrêter la marche et succéder au choléra. Il est vrai que dans quelques localités de ce département les fièvres sont tellement communes qu'elles y règnent d'une manière endémique.

CONVALESCENCE.

La convalescence est quelquefois extrêmement longue chez les cholériques ; d'autres fois le malade à peine remis de la maladie peut presque de suite reprendre ses occupations, ses travaux, ses habitudes et son régime ordinaire.

Les voies digestives sont les organes qui se ressentent le plus longtemps de cette affection. Pendant plusieurs semaines et même pendant plusieurs mois les digestions se font d'une manière très pénible, l'estomac souvent même ne peut supporter les alimens qu'en très petite quantité et de facile digestion. Les déjections alvines, qui se font plusieurs fois par jour et à peine quelques heures après le repas, sont ordinairement liquides, et par conséquent le malade a de la peine à reprendre des forces ; le sentiment des crampes qu'il a éprouvé lui fait encore accuser une sensation pénible dans les mollets. Dans le cas où cette convalescence se prolonge ainsi, le meilleur remède à prescrire est un voyage. Je me suis particulièrement très bien trouvé des voyages sur mer ; plusieurs personnes que j'avais eu occasion de soigner à Naples du choléra, et qui se trouvaient dans cet état de convalescence, furent immédiatement et complétement guéries après avoir fait la traversée de Naples à Marseille. Faut-il attribuer cet effet à l'air de la mer, aux mouvemens du bateau ou au changement de pays? Je crois que chacune de ces causes a pu y contribuer.

AUTOPSIES CADAVÉRIQUES.

L'extérieur des cadavres présente souvent de larges ecchymoses d'une couleur noire violacée ; les yeux sont en général très enfoncés dans les orbites et les sclérotiques ecchymosées.

Les *méninges* sont souvent dans l'état normal, quelquefois injectées ; mais cette injection ne présente pas les mêmes caractères que ceux qui dépendent ou sont le résultat d'une inflammation des membranes du cerveau. Dans ce dernier cas cette injection est d'un rouge carminé, tandis que dans le premier le sang est noirâtre, grumeleux ou visqueux. Les vaisseaux qui le contiennent sont mous et peu distendus. Cette injection paraît dépendre exclusivement d'une stase de la matière fibrineuse du sang.

Les veines de la *pie-mère*, extrêmement développées, sont également gorgées d'un sang noir visqueux et gluant.

Les *ventricules du cerveau* contiennent une quantité de sérosité plus ou moins abondante.

La *matière cérébrale* est souvent pictée, d'autres fois tout-à-fait incolore et légèrement ramollie. La cavité de l'*arachnoïde* contient une grande quantité de sérosité.

La *moelle épinière*, légèrement ramollie, nage dans un liquide analogue à celui contenu dans les vésicules du cerveau.

Je n'ai jamais vu l'injection des *névrilèmes* du nerf vague ou du grand-sympathique, comme quelques praticiens ont prétendu l'avoir rencontré, mais j'ai quelquefois trouvé les *ganglions* du grand-sympathique rouges et leur tissu cellulaire engorgé.

Le *pharynx* et l'œsophage ne présentent rien de remarquable ; je les ai toujours rencontrés dans un état normal.

L'*estomac*, plus ou moins distendu, n'a jamais présenté de traces inflammatoires, les membranes de cet organe sont en général flasques ou molles, et parfois même la muqueuse paraît complétement ramollie.

Les *gros intestins* et les *intestins grêles* présentent dans leurs membranes les mêmes caractères que ceux observés dans l'estomac ; une particularité seulement que j'ai remarquée à Naples, c'est que les gros intestins et les intestins grêles de presque tous les sujets contenaient une plus ou moins grande quantité de vers (*lombrics, tricocéphales* et *ascarides*), nageant dans un liquide séro-muqueux.

La *vessie* est toujours contractée, très souvent vide, elle contient quelquefois une petite quantité d'urine très chargée en matières salines (1).

Les *poumons* le plus souvent ne contenaient pas de sang, leur parenchyme est d'un rouge pâle ; mais les vaisseaux pulmonaires sont presque toujours gorgés d'un sang très noir, épais et visqueux.

La *plèvre* contient souvent une assez grande quantité de sérosité, bien qu'aucun des malades n'ait présenté les signes de pleurésie.

---

(1) Cette absence de l'urine et conséquemment cette rétraction de la vessie s'expliquent parfaitement en pensant que l'attaque du choléra fait immédiatement cesser toutes les sécrétions (urinaires, salivaires, lacrymales, etc.)

Le *cœur* est ordinairement flasque, les oreillettes et
les deux ventricules sont constamment remplis d'un
ang noir, épais et gluant; je l'ai cependant trouvé plu-
ssieurs fois rempli d'une concrétion fibrineuse décolo-
rée, dont le prolongement s'étendait de plusieurs pou-
ces dans l'aorte.

L'*aorte*, la *veine pulmonaire* et la *veine cave* sont
toujours gorgées d'un sang noir, dont une partie est cail-
lebotée et l'autre fluide, mais gluant et laissant par la
pression séparer peu de sérosité (1).

Le *foie* de volume ordinaire est quelquefois pâle et
décoloré, d'autres fois gorgé de *sang cholérique.*

La *rate*, le *pancréas* et les reins n'ont jamais rien
présenté de remarquable.

(1) Les seules autopsies dans lesquelles on rencontre un sang
ayant quelque analogie avec le sang des cholériques sont celles des
individus qui se sont asphyxiés par le charbon ou empoisonnès
par l'acide prussique ; encore chez ces derniers les vaisseaux du
cerveau, des poumons et du cœur sont bien gorgés d'un sang noir
coagulé, mais on retrouve en même temps la partie séreuse (séparée,
il est vrai, de la partie fibrineuse) dans les vaisseaux, tandis que
chez les cholériques elle a complétement disparu.

TRAITEMENT,

APERÇU GÉNÉRAL DES DIFFÉRENS TRAITEMENS EMPLOYÉS CONTRE LE CHOLÉRA.

On comprendra facilement la diversité des traitemens employés contre une affection dont le siége était complétement inconnu, et qui paraissait pour la première fois en Europe. Beaucoup de médecins, d'après des rapports qu'ils avaient lus sur le traitement des Indiens, avaient déjà pensé aux moyens qu'ils mettraient en usage pour combattre le fléau ; d'autres se basant sur le traitement employé en Russie et sur les notes que la commission des médecins envoyée en Pologne avait adressées à l'Académie, s'étaient fait d'avance un mode de traitement de la réussite duquel ils ne doutaient pas; d'autres enfin, en voyant tant de moyens différens conseillés, ne sachant auquel ils devaient s'arrêter, comptaient les expérimenter tous, soit les uns après les autres, soit en les combinant les uns avec les autres. Voici où en étaient les dispositions du corps médical en France losrque le 26 mars 1831 le choléra fit son apparition à Paris.

Afin de donner un léger aperçu de la variété des traitemens nous allons d'abord exposer d'une manière abrégée ceux qui furent mis en usage dans les hôpitaux. M. Magendie, qui pensait que de tous les stimulans à employer pour déterminer la réaction, le meilleur était le punch, en faisait prendre à tous ses malades; tandis, que de son côté, M. Récamier, croyant plus facilement arriver à ce résultat à l'aide de la glace, la prescrivait d'une manière spéciale et à discrétion ; il faisait en même temps placer ses malades dans une baignoire vide, qu'on remplissait avec de l'eau froide versée sur les épaules du patient. Ce moyen amenait quelquefois la réaction ; d'autres fois, avant que le bain ne fût complet, le malade avait cessé d'exister.

M. le professeur Chomel pensant que le siége du choléra était dans le système nerveux, et connaissant toute l'action stimulante du café sur ce système, faisait prendre cette infusion unie aux boissons anti-spasmodiques ; ce traitement, qui avait quelque chose de rationnel, déterminait la réaction d'une manière plus prompte.

Enfin Broussais, qui avait le service des cholériques au Val de Grâce, considérant le choléra comme une irritation du canal digestif, qui, consécutivement réagissait sur le système nerveux, prescrivait des applications de sangsues réitérées et en quantité fantastique. Sa médication fut celle qui eut le moins de succès eu égard surtout à l'âge et à la force des sujets qu'il traitait, car il perdit en proportion beaucoup plus de malades que dans les hôpitaux civils. Malheureusement ces pertes ne se bornèrent pas à sa médecine pratique, car, ayant professé et publié dans tous les journaux l'excellence en théorie de son mode de traitement, il fit un grand nombre d'adeptes parmi les médecins des départemens, et c'est là surtout qu'on a pu constater tout ce que son système avait de fatal.

D'après la diversité du traitement des hôpitaux, on peut juger de ce qui devait se passer dans les clientèles particulières ; chaque médecin avait son genre de traitement : les uns employaient les rubéfians, le camphre ;

d'autres les toniques et les amers, ceux-ci les purgatifs, ceux-là les vomitifs, d'autres enfin les traitemens qu'ils avaient vu suivre dans les hôpitaux; c'était un chaos dans lequel il était impossible de se reconnaître.

Les médecins des provinces que l'épidémie commençait à gagner, n'ayant pour base de traitement que ce qui leur était rapporté par les journaux de médecine et chaque journal rendant particulièrement compte du service des hôpitaux, se trouvaient fort embarrassés du traitement qu'ils devaient suivre. Aussi les préfets et les maires s'empressèrent-ils de s'adresser à M. Orfila, doyen de la faculté de médecine, pour solliciter le secours des médecins et même des élèves internes de la capitale afin de mettre à contribution leur dévouement et l'expérience qu'ils avaient acquise dans le traitement du choléra.

Nous allons passer en revue d'une manière rapide les différens traitemens qui ont été employés. Nous donnerons ensuite celui qui nous a le mieux réussi et que nous avons adopté.

Voilà, d'après sa pratique et celle des médecins polonais, le traitement que le docteur Foy mettait en usage à Varsovie. Après avoir fait envelopper le malade dans une couverture de laine chaude et avoir fait placer aux pieds des briques chauffées, il faisait pratiquer des frictions sur toute la surface de la peau avec une flanelle sèche, ou imbibée de vinaigre ou d'eau-de-vie camphrée; il faisait prendre des bains chauds à 29 ou 30 degrés, d'une demi-heure chaque. Pendant ce temps, il faisait respirer aux malades une certaine quantité d'oxygène. Lorsque la réaction se manifestait, il pratiquait une saignée de **8** ou **12** onces, selon la force du sujet. Pour boisson, il conseillait des infusions de fleurs de sureau, de tilleul, de menthe ou de thé. Pour combattre la diarrhée, il faisait administrer des lavemens amilacés et opiacés.

Si les vomissemens étaient abondans, il prescrivait la *potion de Rivière.*

Lorsque les douleurs thoraciques et abdominales étaient vives et persistantes, il faisait faire sur ces régions des applications de sangsues ou de ventouses scarifiées.

A l'hôpital de Bagatelle à Varsovie, le docteur Mickalinsky employait avec assez de succès le magister de bismuth (sous-nitrate), mêlé avec un peu de sucre en poudre et à la dose de 3 grains, toutes les deux ou trois heures selon la gravité des symptômes.

Le docteur Léo, de Varsovie, avait également préconisé ce médicament. Lorsque la langue était recouverte d'un enduit jaunâtre, il faisait ajouter à chaque dose de sous-nitrate de bismuth 3 grains de rhubarbe en poudre. Sitôt que la diarèse était établie, il se bornait alors à l'administration d'une seule dose de poudre matin et soir. Il conseillait aussi de faire frictionner les pieds plusieurs fois par jour avec le mélange suivant :

Ammoniaque. . . . . 30 grammes.
Esprit d'angélique composé.. . . . 8 grammes.
Mêlez.

Il continuait ainsi sa médication pendant trente-six ou quarante-huit heures, ou plutôt jusqu'à ce que la sécrétion des urines se rétablît.

Voici le traitement qui était assez généralement adopté par les médecins napolitains.

Dans le début de la maladie, ils administraient l'huile d'olive, dans laquelle ils faisaient ajouter six gouttes de jus de citron par cueillerée à bouche, ils répétaient ce moyen trois fois par demi-heure ; lorsque les vomissemens cessaient et que la diarrhée persistait, ils prescrivaient l'ipécacuanha à la dose de 8 à 20 grains, et, après cette première administration, ils faisaient continuer ce médicament à la dose de 2 grains toutes les demi-heures, en faisant boire chaque fois un petite tasse d'infusion de fleurs de camomille. Leur but, en administrant ainsi l'ipécacuanha, était de déranger les mouvemens péristaltiques des intestins et d'agir en même temps comme diaphorétique afin d'amener ainsi la période de réaction.

La limonade ou l'orangeade était donnée pour boisson. Ils y faisaient quelquefois ajouter de la glace et une certaine dose de bi-carbonate de soude.

Ils faisaient également prendre avec succès des bains de vapeur sèche, qu'on pratiquait en faisant brûler dans un vase de fer, de cent vingt à cent cinquante grammes d'alcool et en conduisant la vapeur de la flamme à travers un tuyau en fer dont l'une des extrémités était adaptée au vase et l'autre se rendait dans la couverture de laine qui enveloppait le malade.

Les docteurs Vulpès, Vincent et Pépé adjoignaient à ce traitement des potions anti-spasmodiques dans lesquelles ils faisaient ajouter l'extrait de jusquiame à la dose de six ou huit grains. Dans la période de réaction, ils prescrivaient l'application de quelques sangsues à l'anus et aux apophyses mastoïdes.

Les bains chauds à 30 degrés ont également été employés ; ils en conseillaient quelquefois deux par jour d'une demi-heure chaque. Dans la période algide, ils ordonnaient d'appliquer sur les membres inférieurs, des cataplasmes sinapisés ; lorsque ce moyen était sans effet, ils avaient recours aux frictions avec la teinture suivante :

> Teinture de canelle. . . . .   45 grammes.
> Teinture de cantharides. . . . . .   15 grammes.
>   Mêlez.

Ils conseillaient également des frictions pratiquées sur la région des reins avec le liniment suivant :

> Huile de jusquiame. . . . . }
> Huile d'amendes douces. . . . . . } 30 grammes.
> Ammoniaque liquide. . . . .   15 grammes.
>   Mêlez.

Comme moyen hygiénique ils faisaient pratiquer deux fois par jour, dans les hôpitaux, des fumigations faites avec le mélange suivant :

> Vinaigre. . . . .   1,000 grammes.
> Alcool. . . . .   750 grammes.
> Camphre. . . . .   250 grammes.

Ces fumigations m'ont paru infiniment préférables à l'emploi du chlore, seul moyen désinfectant mis en usage dans les hôpitaux de Paris (1).

Le docteur Masson, qui supposait le siége du choléra dans la moelle épinière, faisait appliquer sur tout son trajet une bandelette de flanelle enduite d'ammoniaque, puis passer sur toute son étendue un fer à repasser

---

(1) Comme mesure d'hygiène, la république d'Athènes ne reculait devant aucun sacrifice, et un jour que la peste menaçait d'envahir la ville, elle ordonna de faire mettre le feu à une immense forêt environnante afin de prévenir le fléau en changeant les principes de l'air.

chaud; il déterminait ainsi ou une forte rubéfaction, ou un long vésicatoire (1).

Enfin, l'électro-puncture, le galvanisme, les lavemens avec l'hydro-chlorate de soude, le chlore et l'azote introduits dans les voies aériennes sont autant de moyens qui ont été expérimentés sans succès.

TRAITEMENT SPÉCIAL.

Basé sur la théorie que j'ai donnée sur le siége et la cause du choléra, le traitement le plus rationnel à employer doit consister : 1⁰ dans l'emploi de moyens capables d'empêcher la décomposition du sang ; 2⁰ à en faciliter la circulation, comme il est facile d'en juger en analysant le traitement que j'emploie; on voit que le premier but que je me propose est : 1⁰ de neutraliser

(1) J'ai trouvé dans la relation d'un voyage fait aux Indes-Orientales par Belloni, en 1686, que les Indiens employaient comme remède infaillible contre le *choléra-morbus* ou *trousse galant* l'application d'un fer rouge au talon, de manière a déterminer la cautérisation.

J'ai également lu dans une autre relation d'un voyage aux Indes-Orientales et traduit de l'anglais par Gose, une note qui viendrait confirmer l'efficacité de ce moyen.

Le *mardoxin*, dit-il, maladie de l'Inde, dans laquelle on vomit avec grandes douleurs des intestins et flux de ventre, qui fait ordinairement périr en trente-six heures, est guérie par les Indiens par la cautérisation de la plante des pieds. (La note de cette traduction se trouve assez détaillée dans le *Journal de médecine* de 1759, page 134). Je pense que ce remède agit en imprimant aux nerfs de l'abdomen des directions contraires aux spasmes qui entretenaient les vomissemens. Cette théorie peut se fonder sur la sympathie des nerfs des extrémités inférieures avec le plexus du bas ventre, et, dans ce cas, l'action qui a lieu sur le système circulatoire est la conséquence de l'influence du système nerveux.

par les alcalis l'action du gaz délétère qui a été absorbé ; 2⁰ que l'effet des anti-spasmodiques a pour but, en agissant sur le système nerveux, d'obtenir une réaction sur le système circulatoire, et, en l'activant ainsi, forcer le cœur à chasser un sang devenu trop épais pour pénétrer jusque dans les vaisseaux capillaires ; 3⁰ enfin, le massage, les frictions chaudes et les rubéfians sont autant de moyens que j'emploie pour empêcher la coagulation du sang de se faire, ou pour en faciliter la circulation.

C'est particulièrement dans la première période que le choléra peut facilement être combattu avec succès, l'action des médicamens étant à cette époque infiniment plus sensible et plus active ; la réussite du traitement dépend aussi en partie de la promptitude qu'on mettra dans son administration, et c'est d'autant plus facile à faire, que le premier symptôme de la décomposition du sang, qui est la diarrhée blanche, se manifeste quelquefois douze, vingt-quatre et même trente-six heures d'avance.

On prescrira de suite trois ou quatre demi-lavemens par jour ; ces lavemens seront faits avec une décoction de têtes de pavots, dans laquelle on ajoutera une cuillerée à café d'amidon en poudre, et vingt-quatre gouttes de laudanum liquide de Sydenham.

On fera prendre toutes les demi-heures ou tous les quarts d'heure, selon la fréquence des évacuations, une cuillerée à bouche de la potion suivante :

Potion.

```
Fleurs de tilleul une forte pincée,
    camomille, six fleurs pour une
    infusion de. . . . . . . . . . . .    120 grammes.
Eeau distillée de menthe poivrée,        30 grammes.
```

de fleurs d'orangers. . . . . . .   15 grammes.
Sirop de quinquina. . . . .   45 grammes.
Laudanum liquide Sydenham. . .   XXX gouttes.
Sous-carbonate de potasse. . . .   4 grammes.
    F. S. L. une potion.

On fera appliquer sur toute la région abdominale de larges cataplasmes de farine de graine de lin laudanisé.

Si le malade accusait une oppression ou un point douloureux vers le cœur, on ferait pratiquer très légèrement sur ces régions des frictions avec une flanelle chaude, enduite du liniment suivant :

Liniment.

Baume opodeldoch. . . . .   60 grammes.
Ammoniaque liquide. . . . .   2 grammes.
Teinture de quinquina. . . . . . .   30 grammes.
Laudanum liquide de Sydenham. .   4 grammes.
    Mêlez.

Enfin, de temps en temps, et en tenant le flacon assez éloigné des fosses nasales, on fera pratiquer des aspirations d'alcali volatil (ammoniaque).

D'après la grande quantité de résultats heureux que j'ai obtenus par ce traitement, je puis affirmer aux praticiens qui mettront cette médication en usage qu'ils feront immédiatement et constamment cesser dans la première période tous les phénomènes cholériques dans l'espace de douze, vingt-quatre ou trente-six heures au plus

Dans les cas où la maladie se déclarerait avec une intensité telle qu'on pût craindre de lui voir parcourir toutes ses phases dans l'espace de quelques heures, outre l'emploi des moyens que nous venons d'indiquer pour la première période, on ferait envelopper le malade dans une couverture de laine chaude , dans laquelle on lui ferait masser et frictionner toutes les parties du corps avec des étoffes de laine chauffées, ou avec une flanelle enduite du liniment ci-dessus. Il faudrait également continuer et même augmenter la fréquence des frictions sur la région du cœur ; on prescrira l'administration d'un lavement qui sera composé ainsi :

Lavement.

Assa–fœtida. . . . . 2 grammes.
Camphre. . . . . , ... 2 grammes.
Laudanum liquide de Sydenham. . . **xxx** gouttes.
Sous-carbonate de potasse. . . . . . 4 grammes.
Jaune d'œuf n° 1.
Eau. . . . . .120 grammes.
    F. L. S. un lavement.

On ajoutera, pour lui donner la température voulue, environ 120 grammes de la décoction chaude de têtes de pavots.

On conseillera de conserver ce lavement le plus longtemps possible. Il faudra bien se garder de satisfaire la demande de boisson que fait le malade, et n'administrer aucune tisane. On étanchera la soif en faisant prendre de temps en temps un morceau de glace de la grosseur d'une aveline. Si la période algide était violente, on ferait prendre tous les quarts d'heure, sur un petit morceau de sucre, deux ou trois gouttes du mélange suivant :

Essence d'anis. . . . . **xii** gouttes.
Essence de menthe. . . . . **xii** gouttes.
Teinture de canelle. . . . . 4 grammes.
    Mêlez et secouez chaque fois.

Après l'administration de ces gouttes, on fera fondre un petit morceau de glace dans la bouche.

On appliquera sur toute la région abdominale de larges cataplasmes sinapisés, qu'on enlèvera aussitôt qu'ils auront produit sur cette partie une légère rubéfaction. On frictionnera sans cesse avec de la laine et des fers chauds à repasser les extrémités supérieures et inférieures.

On fera cesser les crampes d'une manière immédiate en faisant comprimer très fortement, avec les deux mains, les parties qui en sont le siége ; il ne faudra discontinuer la compression que lorsque la crampe sera complétement terminée ; sans cette précaution, on la verrait de suite se faire sentir.

On devra visiter le malade plusieurs fois par jour, afin de surveiller les changemens de symptômes, et pouvoir de suite y appliquer la médication appropriée.

Sitôt que le pouls aura commencé à se relever, qu'une douce chaleur se sera établie à la peau, on fera appliquer à l'anus de quatre à dix sangsues, selon la force des sujets (1).

On cesserait l'usage des gouttes stimulantes, et on continuerait l'emploi de la potion alcaline.

Les cataplasmes sinapisés, appliqués sur l'abdomen, seraient remplacés par des cataplasmes de farine de graine de lin.

Lorsque le pouls est devenu plus fort, si la soif était

______

(1) L'application de sangsues dans ce cas n'est pas employée comme anti-phlogistique, mais comme un moyen dépressif afin de faciliter la circulation de la partie du sang qui se trouve privée d'une portion de son fluide séreux.

4

encore vive, on pourrait permettre une infusion de fleurs de camomille et un peu d'eau de Vichy.

Si le pouls devenait très plein, qu'il y eût céphalalgie, bourdonnement dans les oreilles, on aurait recours à une seconde application de sangsues, un peu plus forte que la première, ou à l'emploi de quelques révulsifs appliqués aux extrémités inférieures. C'est à cette époque qu'il est facile de s'apercevoir de l'amélioration notable et progressive que fait la maladie ; la voix commence à reprendre de la force, le malade entend plus facilement, l'œil se mouille ; alors le malade, à moins d'une imprudence, est sauvé ; le médecin coutinuera une légère médication, et, dès qu'il en verra la possibilité, il fera prendre de légers potages à la semoule ou au tapioka, fait avec un bouillon léger. Si cette alimentation pesait sur l'estomac et avait de la peine à digérer, on conseillerait un demi-verre d'eau de Seltz artificielle avec un peu de vin.

CONTAGION.

La question de contagion ou de non-contagion est une des plus importantes, puisque d'une fausse décision peut dépendre l'existence d'un grand nombre de personnes. Elle fut cependant, en **1832**, traitée un peu légèrement par plusieurs médecins et chirurgiens des hôpitaux, qui annoncèrent et publièrent dans les journaux scientifiques et politiques que le choléra n'était pas contagieux. Bien qu'ils fussent loin d'avoir cette opinion, ils jugèrent plus prudent ou plus sage de se prononcer ainsi, afin d'éviter la frayeur qu'une déclaration contraire aurait pu occasionner et aussi pour ne

pas trop laisser abandonner les malades par les parens
et amis. Cette idée, qui présentait un côté avantageux,
eut cependant le grave inconvénient d'augmenter d'une
manière considérable le nombre des victimes, car il n'est
pas de médecin qui n'ait eu dans sa clientèle occasion
de recueillir des observations de parens, d'amis ou de
serviteurs victimes de leur dévouement. Si, ayant le
courage de leur opinion, ces médecins eussent franche-
ment déclaré le choléra contagieux et indiqué en même
temps les moyens hygiéniques et les mesures de précaution à prendre pour se préserver du fléau, ils au-
raient rendu un plus grand service à l'humanité. Il
faut cependant rendre justice à la commission sanitaire
de Paris, qui était alors composée de MM. Portal, Du-
bois, Lisfranc, Chomel, Cruveilher, Parent-Duchâtelet
et Gueneau de Mussy. Elle proposa, dans le rapport
qu'elle fit au préfet le 19 septembre, d'établir dans les
quartiers les plus éloignés du centre trois ou quatre
hôpitaux exclusivement destinés au traitement des cholériques. Elle désignait pour ce service spécial ceux de
Beaujon, de Saint-Louis, de Saint-Antoine et de Co-
chin, et elle en demandait surtout la *séquestration*.

Elle indiquait en même temps la formation d'hos-
pices à Montmartre et au Mont-Valérien pour recevoir
les convalescens. Elle conseillait encore de défendre,
pendant toute la durée de l'épidémie les grandes réunions
d'hommes, de transporter les marchés sur les boulevards
extérieurs, d'empêcher la vente de la friperie ainsi que
des vieilles hardes d'occasion, et enfin *de placer à toutes
les maisons où il y aurait des cholériques un signe
particulier et reconnaissable, qui serait maintenu
huit jours encore après la cessation de la maladie.*

L'administration, sans rejeter complétement l'opinion de la commission sur le caractère de la maladie, que les mesures proposées tendaient toutes à signaler comme éminemment contagieuse, crut cependant ne pas devoir les adopter entièrement; elle se contenta d'ajouter quelques réglemens à ceux déjà existans.

D'ailleurs les expériences faites en Pologne par le docteur Foy, qui s'était inoculé du sang et des humeurs de cholériques pour prouver la non-contagion de la maladie (1), devaient jusqu'à un certain point arrêter les mesures de l'administration, puisque, n'étant pas apte à résoudre cette question, elle devait pour se prononcer attendre le résultat de nouvelles expériences.

Ce n'est pas dans la capitale, mais seulement dans les villes de province et les villages, qu'il est possible d'arriver à la solution de cette question et monter à la source de l'importation du choléra, et où il est facile de s'assurer si la première personne qui vient d'en être frappée a été en communication avec des cholériques.

Je vais exposer à ce sujet et d'une manière abrégée quelques observations que j'ai été à même de recueillir dans le département de la Marne.

1º Il se déclara à Vertus, petite ville située à six lieues de Châlons, éloignée de tout cours d'eau, à la suite du séjour que fit le 52ᵉ régiment de ligne, arrivant de Paris et se rendant à Metz. Un soldat y mourut, et, quelques jours après, une personne qui habitait la maison où il avait logé fut prise du choléra, mourut égale-

---

(1) On comprendra l'inopportunité de ces expériences puisque ce n'est pas à l'aide des fluides inoculés que la contagion pouvait s'opérer.

ment ; alors l'épidémie se répandit bientôt dans toute la ville.

2⁰ Un marchand colporteur, allant de Vertus à Haut-Villiers (l'un des plus beaux sites du département de la Marne), dit en plaisantant à la personne chez laquelle il logeait qu'il lui apportait le choléra dans sa hotte. Le malheureux ne croyait pas dire si vrai ; car, dans la nuit même, il en fut pris d'une manière si violente, qu'il succomba dans l'espace de douze heures. Dès lors la maladie se développa dans Haut-Villiers, où elle y fit un grand nombre de victimes.

3⁰ Un garçon charpentier nommé *Deboule*, partant de Troyes, où le choléra sévissait avec violence et où lui-même en avait été atteint, vint à Châlons-sur-Marne pour passer sa convalescence chez ses parens. Cet homme, ayant fait un écart de régime le surlendemain de son arrivée, tomba de nouveau malade et mourut dans l'espace de trente-six heures. Trois personnes qui lui avaient donné des soins furent les premières victimes. Deux autres personnes qui habitaient la même maison furent également atteintes de la maladie, et, dans cette rue seulement (rue de Marne), dans l'espace de douze à quatorze maisons et en quelques jours, quarante-sept personnes en furent affectées, et dix-huit succombèrent. J'ai remarqué que, dans cette rue, il n'y eut que l'exposition du nord-ouest qui fut envahie.

4⁰ La première personne atteinte du choléra dans Saint-Gebrien (département de la Marne) était une jeune femme de vingt-quatre ans et nourrice. Elle habitait un village appelé Fagnères, à une lieue de là. Cette femme ayant perdu son mari de l'épidémie, le médecin lui donna le conseil de quitter la maison afin d'éviter, s'il en était temps encore, d'être victime du dévouement qu'elle avait montré en donnant ses soins à son mari, auprès duquel sans le quitter elle avait passé deux nuits. Le lendemain du jour de son arrivée à Saint-Gebrien, elle fut prise des premiers symptômes du choléra et succomba dans les vingt-quatre heures. Deux personnes de la même maison tombèrent malades le même jour, et l'une d'elles mourut dans l'espace de six heures, l'autre se rétablit.

5⁰ Le docteur Adrien et moi avions, à l'hôpital de Châlons, formé un service exclusif de cholériques. Six jeunes séminaristes de la ville s'offrirent pour prodiguer, en permanence, leurs soins aux malades. Sur les six, quatre furent atteints par l'épidémie et deux payèrent de la vie leur sublime dévouement. On ne peut nier ici que ces jeunes gens n'aient contracté la maladie puisque aucun de ceux restés au séminaire n'en a été affecté.

6° Marie B...., âgée de vingt ans, habitait un village à deux lieues de Juvigny, près Châlons. Etant allée à cinq lieues de là recueillir l'héritage d'une tante qui venait de mourir du choléra, elle voulut rapporter elle-même sa succession, qui consistait en linge et vieux effets de coton et de laine. A peine arrivée à Juvigny, elle fut subitement prise des premiers symptômes de l'épidémie, qui la mirent dans l'impossibilité de continuer sa route. Elle ne voulut cependant pas séjourner à Juvigny et se fit transporter dans une charrette avec son paquet. Les symptômes devinrent alors tellement violens, que cinq heures après l'arrivée de cette malheureuse à son domicile elle avait cessé d'exister.

La seconde victime de ce village fut une jeune personne qui l'avait assistée dans ses derniers momens.

Chez cette dernière, le choléra agit également d'une manière foudroyante, et l'épidémie ne tarda pas à se développer dans le village.

7⁰ Il paraît parfaitement prouvé que le choléra ne se déclara dans l'armée polonaise que le 10 avril, époque de la bataille d'*Iganie*, dans laquelle les Polonais firent aux Russes un assez grand nombre de prisonniers, dont plusieurs périrent le jour même du choléra.

Je pourrais encore ajouter à ce recueil un bien plus grand nombre d'observations analogues si je ne jugeais pas celles-ci bien suffisantes pour arrêter l'opinion du lecteur.

On peut donc, d'après ces faits, affirmer d'une manière bien positive que le choléra est susceptible d'être communiqué de l'homme malade à l'homme sain et que l'expiration et les exhalaisons des malades, en infectant l'air, peuvent devenir le foyer d'une épidémie. L'air atmosphérique, comme cela arrive dans toutes les maladies contagieuses, peut en modifier ou en augmenter l'action : c'est ainsi qu'on peut expliquer la différence d'intensité observée dans la première épidémie qui se développa spontanément à Marseille et celle qui eut lieu en 1836. Cette dernière, résultat de l'émigration italienne, ayant alors eu pour principe une cause occasionnelle, et la disposition de l'atmosphère n'aidant pas à son développement, fut beaucoup moins meurtrière. Il est juste aussi de faire remarquer que les médecins isolèrent les malades et firent même quitter la ville à un nombre assez considérable d'habitans.

C'est à la suite de cette émigration que le choléra fut transporté dans quelques villes du Midi. Ainsi on

le vit successivement se déclarer à *Digne, Manosque,*
dans quelques communes de l'arrondissement d'*Apt,*
Brignoles, Pourrières, Draguignan, tandis que Taras-
con, Arles et le littoral du Rhône, où il n'y eut aucun émigrant, furent complétement préservés.

Connaissant la nature et le mode d'action du gaz
cholérique sur le sang, la question de contagion et la
manière de transmission devient facile à expliquer,
l'incubation de la maladie ne pouvant, comme nous
l'avons dit, avoir lieu que par les voies pulmonaires,
puisque c'est seulement par cet organe que ce gaz peut
être mis en contact direct avec le sang pour le coa-
guler ; l'absorption de ce gaz délétère se fait d'une manière extrêmement prompte et se manifeste toujours
par un frisson plus ou moins sensible qui est le prélude et le premier effet de son action ; cependant, la
fréquentation d'un cholérique, ne pourra pas déterminer la maladie chez celui qui le visite, si ce dernier ne
respire pas l'haleine du malade et surtout ne séjourne
pas longtemps dans les lieux qu'il habite.

FIN.

www.ingramcontent.com/pod-product-compliance
Ingram Content Group UK Ltd.
Pitfield, Milton Keynes, MK11 3LW, UK
UKHW020946120726
13693UKWH00004B/1560